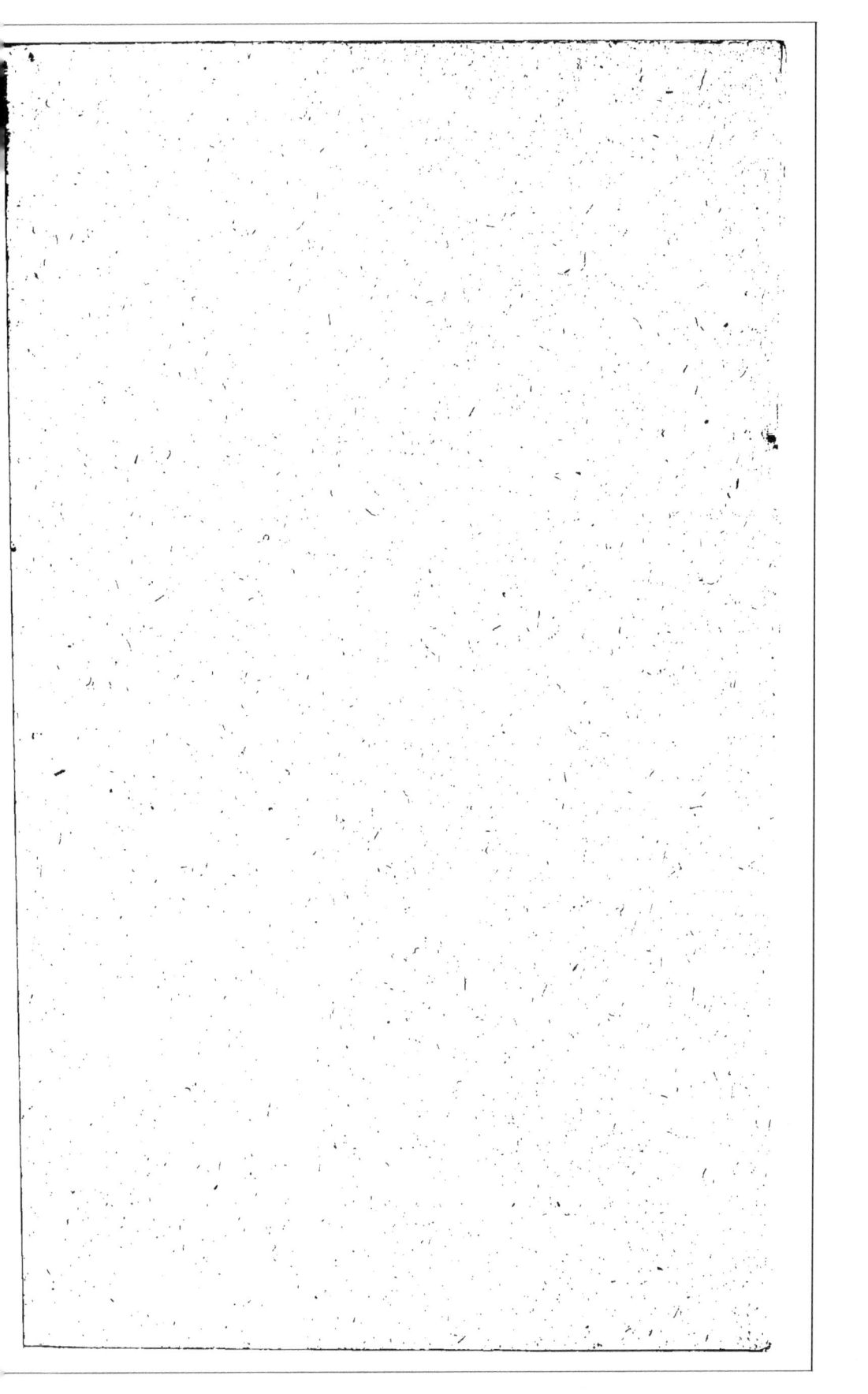

Tc 41.
100

QUESTION D'HYGIÈNE

APPEL

A LA POPULATION ET AUX AUTORITÉS

DE

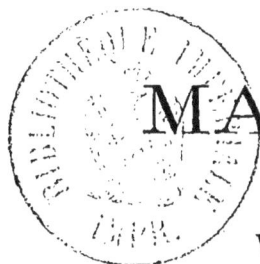

MARSEILLE

PAR

Victor BADET Fils

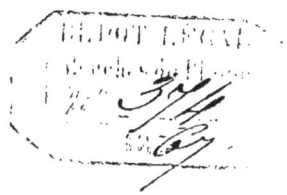

> Mettons-nous donc à l'œuvre immédiatement pour conjurer le retour de la contagion, en prenant soin d'en tarir la source et d'en éteindre le foyer.   (F.-V. Raspail, *brochure* 1865.)
>
> L'hygiène doit éclairer l'homme et développer son esprit de conservation.   (*Page* 4.)

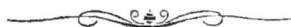

MARSEILLE

TYPOGRAPHIE ET LITHOGRAPHIE ARNAUD, CAYER ET Cie

RUE SAINT-FERRÉOL, 57.

—

1867

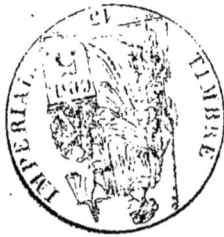

QUESTION D'HYGIÈNE

APPEL

A LA POPULATION ET AUX AUTORITÉS

DE MARSEILLE

Emu par tant de ravages que cause périodiquement le choléra à Marseille et qui menace la France comme toute l'Europe, nous nous sommes demandé les causes de cet envahissement et de cette persistance. La France est pourtant une contrée saine; aussi, ce n'est pas sans une certaine douleur que nous avons été forcé de constater que ce développement n'était dû qu'au manque des mesures préventives que recommande cependant toute bonne hygiène.

Il est triste de voir, au siècle ou nous sommes, ce principe presque délaissé, principe fondamental pourtant.

Apprendre à l'homme à se préserver de toute atteinte à sa santé, n'est-ce pas le premier pas du progrès, le premier cri de l'humanité? Oui, l'hygiène doit entrer dans le cadre de toute instruction, nos malheurs nous le prouvent assez hautement.

S'il en était ainsi, nous ne verrions pas de nos jours, le riche comme le pauvre, aussi peu soucieux sur des questions qui intéressent sa santé et sa vie au plus haut degré; les autorités elles-mêmes, imbues de ces principes, feraient autrement leur devoir sur ce point.

Nous ne verrions pas aussi actuellement certaines nations vivre au milieu de cloaques infects.

L'homme porte en lui des principes inhérents à sa nature; lorsqu'ils ne sont point développés ou lorsqu'il s'en écarte, il en est la première victime.

Si la morale éclaire son esprit et développe ses sentiments ;

Si la liberté d'esprit, d'action, développe sa dignité, le rend fort et courageux;

Si l'instruction développe son intelligence et le rend meilleur ;

L'hygiène doit développer et éclairer son esprit de conservation.

Ces principes concourent l'un par l'autre à sa perfection et à son bonheur; mais c'est aussi selon leur degré de développement qu'il devient fort ou faible, qu'il vit ou qu'il meurt. Qui donc est plus victime de l'oubli de tous ces principes, particulièrement du dernier, si ce n'est les peuples d'Orient?

Ne sont-ce point là des exemples qui doivent nous édifier?

Un jour viendra, peut-être, où une foule de souverains plus sages emploieront d'abord leur argent à répandre la lumière, et leurs hommes à assainir leurs cités et à dessécher les marais qui donnent naissance à toutes ces fièvres, au choléra, à la peste, à une infinité d'épidémies, au lieu de guerroyer comme ils font.

Nous saisissons le moment où une nation voisine se

débat encore dans les terribles étreintes du fléau qui nous a frappés, nous aussi, si souvent, pensant qu'en pareille circonstance il ne sera pas inutile de faire connaître les observations suivantes étant mu, du reste, par des sentiments tout à fait humanitaires et dégagé de tout intérêt personnel.

Parmi les populations, on semble ignorer que le parfait état de salubrité du plus petit hameau jusqu'à la grande cité doit être une des premières questions; question d'hygiène, sauvegarde de toute maladie.

L'expérience nous a pourtant démontré assez clairement que l'intensité du choléra s'était proportionnée à l'état plus ou moins salubre de la ville où il sévissait, et, à ce compte, l'antique Phocée peut faire son *meâ culpâ*.

Nous sommes loin de supposer que la municipalité de notre ville ne prenne un vif intérêt à cette cause; cependant, nous sommes obligé de croire qu'elle est abusée ou qu'elle se fait illusion elle-même, car elle n'a pas moins voté de 315 mille francs pour le nettoiement annuel de la ville : on ne saurait donc l'accuser.

Du reste, là n'est pas la tâche que nous nous sommes imposée; nous nous bornerons à signaler les faits déplorables qu'il nous a été permis de constater, les laissant à la haute appréciation des autorités et à celle non moins estimable du public.

Les égouts, galeries, bouches d'égouts, doivent être nettoyés, maintenus propres par un curage à vif fond, journellement, si besoin il y a, avons-nous lu dans le cahier des charges. Si le travail est fait avec soin, comment se fait-il que de ces endroits s'exhalent de mauvaises odeurs?

Il se présente certainement ici une objection : c'est

que les égouts ne sont ni des rues ni des promenades ; qu'ils ne peuvent être nettoyés si facilement, et qu'en dépit de la propreté la plus rigoureuse, il peut s'en échapper des odeurs désagréables. C'est vrai, mais à cela nous répondrons uniquement qu'elles auraient un tout autre caractère que celui qu'elles ont actuellement.

D'abord certains égouts, galeries, bouches d'égouts sont complètement et d'autres partiellement privés d'eau par l'absence de boîtes.

Ce ne sont point là cependant les vraies causes de ces exhalaisons pestilentielles ; l'insuffisance du personnel chargé·du nettoiement en est une des principales ; cinq hommes en sont chargés, il en faudrait trente pour le moins ; notre calcul est tel (nous ne parlons ici que du nettoiement des égouts) ; or comme conséquence, ceux du centre sont nettoyés tous les quatreà six mois, moyenne qui varie selon que les nécessités se manifestent par trop clairement.

Quant à ceux qui sont rapprochés du centre et particulièrement des faubourgs et aux abords, ils le sont rarement. Quand et comment? en toute humilité nous renonçons à le dire.

La stagnation des immondices est une cause incontestable d'épidémie, lorsqu'un long séjour leur permet de fermenter et de se décomposer.

Nous savons que les égouts ont une certaine pente en général pour faciliter leur écoulement; mais la vase qui s'y dépose arrête bien souvent tous corps plus ou moins lourds, par intervalles, qui servent à accumuler des tas d'immondices, malgré leur pente rapide.

Ce n'est donc pas sous prétexte de leur écoulement que l'on peut s'abstenir d'un nettoyage régulier.

Nous n'avons pas été peu consterné en apprenant par

nos recherches que ce système n'avait pas changé,
durant les périodes de choléra 1865 et 1866.

A l'appui de ces assertions, il faut des preuves dira-
t-on; elles nous viennent malheureusement en foule,
et pour les collectionner toutes, cela nous prendrait
un trop grand espace; si nous requérions les plaintes
du public nous risquerions fort d'être peu concis;
nous croyons qu'ils nous suffit de nous résumer.

Il est certainement peu de personnes qui n'aient eu
à faire ou entendu faire des plaintes sur les exhalaisons
méphitiques de ces dits lieux. Ne sont-ce point là des
preuves manifestes, puisqu'elles constituent l'expres-
sion publique.

Veut-on des faits? Eh bien! que l'on vienne visiter les
bouches d'égout des allées de Meilhan, rue des Petits-
Pères, rue Saint-Savournin, rue Bernex, rue des Récollettes, rue d'Albertas, coin rue Breteuil et toutes
celles qui avoisinent le vieux Port, la galerie du canal,
entre la rue Bernex et le boulevard Longchamp et
plusieurs autres aussi; les égouts Noailles, Récollettes,
Cannebière, Pavé-d'Amour, Rouvière, Longue-des-Ca-
pucins, coin Aubagne et angle Feuillants, Ferrari et une
foule d'autres que nous nous dispensons de nommer,
et l'on y verra des mares d'immondices.

Leur étendue et leur degré de putridité nous feront
connaître sûrement l'époque de leur nettoyage; ce sont
là des témoins véridiques et irréfutables, quoique nous
regrettions d'avoir à mentionner de pareils faits.

Il est des preuves plus palpables encore :

Nous signalerons simplement l'égout qui sillonne les
Catalans. Exposé en plein air et à l'action d'un soleil
ardent; il s'est formé dans le parcours des bas fonds
qu'il traverse de vrais marécages pestilentiels dont les

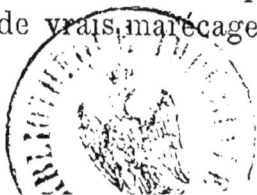

habitants de ce quartier sont fort incommodés. Il est triste d'avouer que ce fait ne doit pas édifier les étrangers, qui se rendent aux bains des Catalans où qui vont visiter le Château-Impérial.

Il existe plusieurs marécages en pareil état que nous pourrions citer, notamment à la banlieue; nous nous en dispensons, car nous sommes convaincu qu'il suffit d'éveiller l'attention de l'autorité compétente pour qu'il soit promptement fait justice de cette incurie.

Oui, notre opinion est que les germes épidémiques, qui nous furent apportés en 1865, par l'effet d'une longue traversée, devaient avoir été amoindris et affaiblis, et si, dès le jour de leur présence à Marseille, ils n'avaient rencontré aucun élément putride pour s'y développer, ils se seraient infailliblement évaporés, annihilés, tandis que leur progression fut constante. A mesure que des familles désertaient, le nombre des victimes augmentait. Les rapports constants que nous avons avec Toulon, lui firent bientôt partager le même sort, cette ville n'ayant rien à envier à Marseille sous le rapport de l'insalubrité.

Les communications non moins fréquentes et rapides que nous avons avec Paris, entraînèrent ces germes vers son centre, lorsqu'ils eurent acquis assez de puissance et le caractère d'une épidémie.

Si nos conclusions ne nous trompent pas, nous sommes forcés de croire que des éléments identiques s'y trouvaient aussi et durent contribuer à les maintenir et à les propager.....

Que l'on se souvienne des observations que fit Raspail dans sa brochure de 1865, relativement au choléra, et l'on verra si elles ne corroborent pas nos remarques et notre raisonnement; si elles eussent été prises plus au sérieux, émanant surtout d'un homme aussi illustre par son talent, ses découvertes et son noble dévouement à l'humanité entière, nous n'aurions pas tant de malheurs à regretter ; les germes encore apportés en France, en 1866, faute ¡des quarantaines, se fussent dispersés naturellement, ou bien cette nouvelle épidémie eût été réduite à des proportions insignifiantes ; car, nous le répétons, nous sommes fondé à croire que lorsque le choléra fait invasion en France, les germes ont perdu de leur consistance et ne peuvent avoir le caractère d'une épidémie; il n'y a que les miasmes méphitiques qui puissent les développer, de même que certaines maladies, aujourd'hui endémiques, en France, et dont le développement est proportionnel à l'état plus ou moins salubre de chaque contrée ou localité.

Que de cités ont a se repprocher l'insalubrité, il en est beaucoup malheureusement qui se croient dispensées de toute prudence, vu leur position aérée et l'air vivifiant des campagnes qui les entourent. Erreur; si un courant d'air vient leur apporter quelques germes du choléra, leurs trop paisibles habitants ne doivent pas s'étonner si ces germes s'y développent, si l'épidémie se centralise dans la cité : ce qui est une preuve manifeste de nos inductions, c'est que, règle générale, les campagnes les plus voisines sont épargnées.

Une salubrité rigoureuse est donc le plus puissant préservatif ; sur ce point, Marseille nous fournit par malheur des preuves irrécusables : que les autorités se tiennent donc en éveil.

Nous voudrions voir la majeure partie de la population moins timide et moins insouciante, instruire, prévenir les autorités des négligences quelles qu'elles soient; riche ou pauvre, chacun devrait être rigoureux sur ce sujet, *car l'insouciance est la plus grosse pierre d'achoppement de tous progrès sociaux.*

S'il en était ainsi, non seulement les égouts principaux ne laisseraient rien à désirer, mais encore les égouts particuliers; c'est cependant le contraire, toute proportion gardée. Nous en citerons aussi quelques-uns afin de donner une idée approximative de cette déplorable situation. Or, à notre connaissance, les égouts particuliers de la rue Grignan entre les rues Paradis et Breteuil, celui de la rue Montgrand, tels et tels n'ont jamais été nettoyés; d'autres l'ont été il y a 5, 10, 15 ans; d'autres enfin, certains privilégiés, le sont chaque année, tels sont ceux de la rue des Petits-Pères, Curiol, Sénac, Théâtre-Français, etc., etc.

Ce que nous racontons là est notoire; le témoignage en est parfaitement public; il est difficile, néanmoins, de se pénétrer de pareils faits.

Nous ne chercherons pas à établir l'excusabilité de la ville dans toutes ces circonstances; nous tenons haut la conscience publique, et c'est à elle que nous déférons tout jugement des faits que nous avons pris à cœur de constater par amour du bien.

Assurément, si les égouts, les bouches d'égout étaient nettoyés et dégagés plus souvent *et à des jours déterminés,* leur propreté serait d'abord une sécurité incommensurable comme mesures préventives; nous serions privés dorénavant de leurs odeurs plus ou moins balsamiques; par cette marche, on aurait le double avantage de signaler de notables abus et de corriger bien des inconvénients.

Relativement, on saurait vite les rues qui ne sont que peu ou point balayées et dont les immondices sont

entraînées par les eaux des ruisseaux et engorgent journellement les bouches d'égouts.

On connaîtrait bientôt quels sont les propriétaires
assez ignorants ou coupables d'insouciance pour laisser
leur maison, c'est-à-dire tuyaux de conduites, tinettes
ou puisards, cours ou basse-cours et égouts, dans un
état d'abandon complet; ceci ayant lieu actuellement
sur une grande échelle la salubrité de la ville est d'autant plus compromise.

Les loyers sont assez chers, et la ville ne devrait faire
grâce à aucun propriétaire.

Des prescriptions assez rigoureuses feraient poindre
un certain bien-être pour les pauvres locataires qui ont
affaire à cette plaie des principaux locataires; nous
faisons allusion à ceux qui savent habilement décliner
toutes espèces de responsabilités, de soins et de répa-
rations; elles apprendraient aussi à connaître désormais
les maisons qui sont encore privées de puisards ou de
tinettes et dont les locataires sont encore obligés de
verser leurs détritus dans les égouts. Il est bien des
gens qui aiment à prendre un peu de fraîcheur dans la
soirée, et c'est précisément vers ces heures qu'elles
sont gratifiées de ces suaves parfums !...

Si nous examinons la position topographique de
Marseille, si nous parcourons ses alentours, tout nous
persuade de sa position sanitaire, tout germe épidémi-
que ne nous peut donc être apporté que par une voie
ou un bâtiment quelconque; aussi, les quarantaines ont-
elles été sincèrement approuvées, et nous les croyons
exigibles selon l'état de salubrlté de la ville.

En dépit de toute prudence, un germe peut faire
invasion par un courant d'air quelconque : c'est pour-
quoi il s'agit de redoubler de vigilance afin de détruire
les causes propagatrices de toute épidémie.

Notre vieux port, véritable bourbier, est un foyer
constant d'insalubrité et ses exhalaisons en sont non-
seulement insupportables et nuisibles, mais elles con-
tribuent puissamment à propager le choléra tout autant
que les égouts, sinon davantage, *voire même à le rendre*
endémique, s'il ne l'est pas déjà.

La fermentation des immondices qui y sont déversées,
autant par les égouts que par les navires en station, est
activée par un soleil qui les raréfie et les répand dans
l'atmosphère en vapeurs délétères.

Nous n'ignorons pas qu'il est question de le combler
et que l'agrandissement du nouveau port se poursuit
dans ces vues ; mais laisser s'éterniser de telles questions d'où dépendent non pas simplement le bien-être
général, mais même la vie ou l'altération de la santé
d'une nombreuse population, c'est assumer sur soi la
plus grande des responsabilités. L'utilité de ce port est
notoirement avérée ; on aurait donc tort de le combler
si son assainissement est possible, selon notre idée ;
nous croyons qu'il suffirait de faire un égout collecteur
formant ceinture autour du port et qui pourrait recevoir
tous les immondices qui, au lieu de se déverser dans le vieux
port, parcourraient cet égout principal affluant en pleine
mer.

Nous croyons aussi, pour que désormais le vieux
port soit salubre, qu'il serait bien d'établir sur le parcours des quais quelques cabines, sortes de necessary-
houses destinées à recevoir les détritus de tous les bâ-
timents ; avec un service bien administré, cela serait

parfaitement possible et ce mode ne concourrait pas peu à l'assainissement de nos ports. On pourrait en augmenter les bienfaits en y adjoignant quelques cabines destinées au service public et gratuit de certaines classes, et nous ne verrions plus certains individus vers le soir gagner les barques afin d'économiser ce bon sou, car il est parfois utile et indispensable de l'épargner.

Les dragues sont d'un faibles secours, puisqu'il arrive assez souvent que les immondices se voient à la surface de l'eau et qu'elles obstruent la circulation des bateaux, particulièrement au quai du canal et Rive-Neuve. Au fait, que ne comble-t-on cet infect canal ; nous ne saurions voir aujourd'hui son utilité : en le rasant, ce quartier y gagnerait, et le nouveau port et les docks n'y perdraient rien. Ces avalanches de résidus infects proviennent, en grande partie, des fabriques de savons encore situées de nos jours au centre de la ville. Aussi la rue Sainte est-elle comme paralysée. Le commerce en souffre, et Dieu sait si les habitants et les passants ont de sérieux motifs de plainte.

Naguère, époque mémorable, ne fut-on pas obligé de superposer diverses chattes sur la vase et les immondices en face la Cannebière? De plus, le draguage présente un inconvénient sérieux : c'est de remuer cette masse putride et de répandre dans l'air d'abondantes exhalaisons méphitiques qui le corrompent davantage. Nous n'entendons pas par là motiver leur prohibition, mais bien l'urgence de l'égout collecteur que nous indiquons.

AUX AUTORITÉS !

Nos plaies sont encore saignantes, et les Marseillais n'oublient pas ainsi les ravages faits dans leurs rangs pendant les récentes épidémies 65 et 66, ni les désastres de tant de fortunes ni les pas rétrogrades que le commerce de Marseille a faits.

Cette année se passe enfin sans une nouvelle épreuve; plaise à Dieu qu'elle se termine ainsi; mais que d'appréhensions, que de vives inquiétudes dans les familles riches ou pauvres, dans le commerce, que la crainte palyse et démoralise.

L'épée de Damoclès est suspendue sur nos têtes, le danger nous menace.

Nous faisons un appel sincère à l'attention des autorités supérieures; nous pensons que la cité phocéenne n'hésitera pas à délier les cordons de sa bourse pas plus que pour un de ses beaux monuments, surtout lorsque son insalubrité compromet l'état sanitaire de la France.

C'est par là où l'ennemi peut faire invasion qu'il faut se tenir en garde et se fortifier.

Exercez une puissante énergie sur l'exécution des mesures préventives que nous signalons publiquement, car le temps presse; une aussi grande question d'hygiène n'est-elle pas pressante, puisqu'elle touche aux intérêts les plus vifs de l'humanité?

Vous préparerez ainsi à tous les Marseillais des jours meilleurs et une réparation des temps passés.

En cela vous seconderez les vues de Sa Majesté. N'est-ce pas sous ces auspices qu'une commission médicale a été envoyée en Orient, pour étudier les causes des épidémies périodiques afin d'établir des mesures hygiéniques? Par la suite, n'avons-nous pas vu, le 13 février 1866, s'ouvrir à Constantinople une conférence sanitaire internationale, donnant suite à l'initiative de l'Empereur.

C'est là sûrement une glorieuse page dans son histoire, c'est un pas de géant pour le progrès, Napoléon III l'a fait.

Coopérez à l'œuvre de l'assainissement général, et la sympathie phocéenne vous est désormais acquise. *Que nos égouts soient aussi propres que nos rues; que l'on assainisse enfin nos ports, et qu'on établisse une plus grande surveillance,* et Marseille sera bientôt une des villes les plus salubres de l'empire, comme elle est une des plus riches et des plus grandes. Sa prospérité sera dès lors sans bornes.

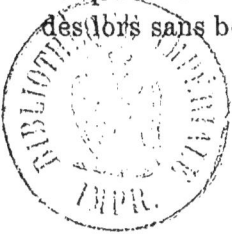

49